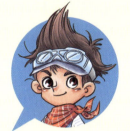

爱提问的当当

一起来学习

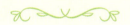

王琳　李成文◎著

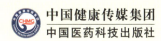

中国健康传媒集团
中国医药科技出版社

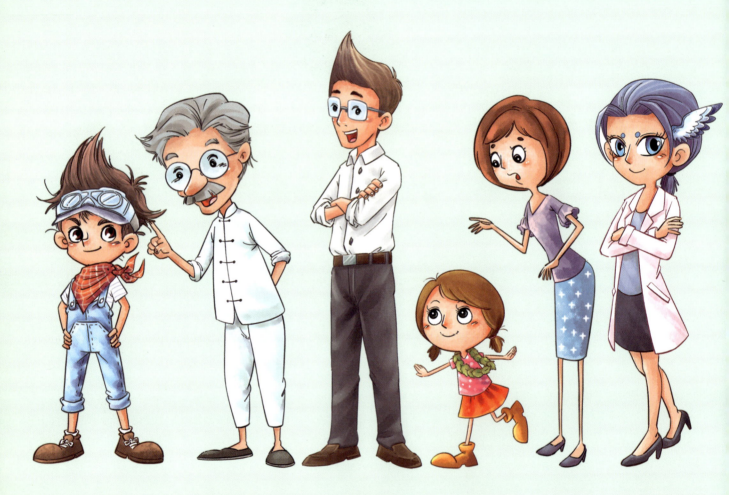

当当　　　神农爷爷　　　爸爸　　　奥珍　妈妈　花鹊医生

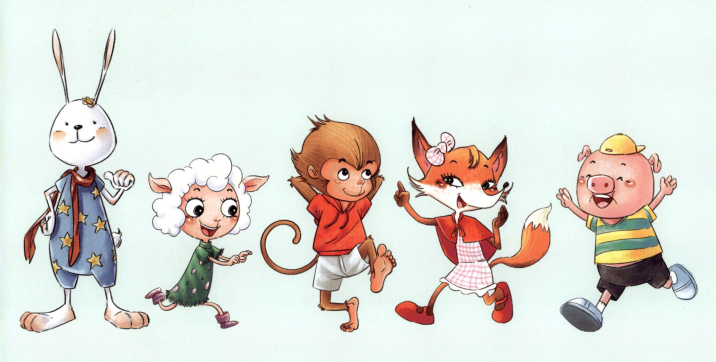

依菲　　　萝丝　　　　皮皮　　　阿莱莎　　　代文

目录

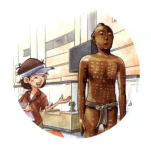
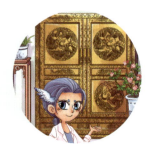
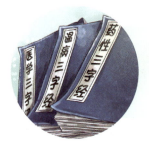
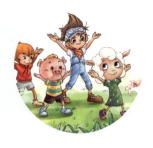
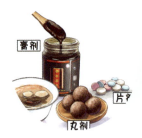

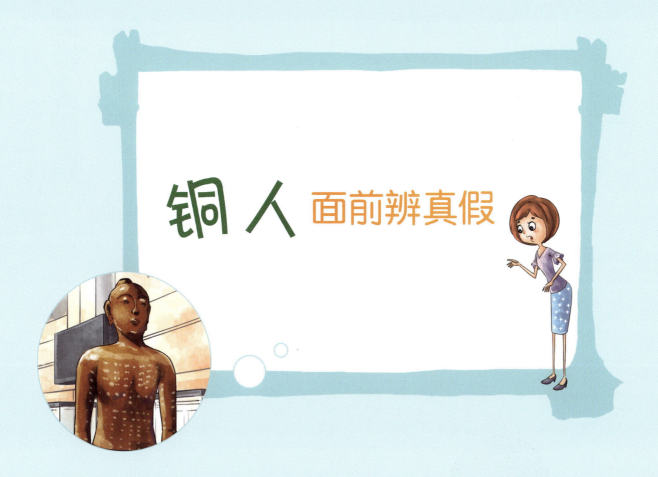

铜人 面前辨真假

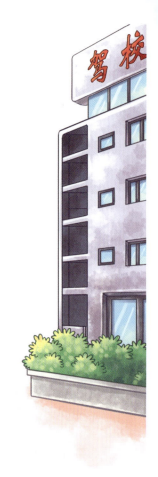

妈妈报考了驾校，抱回来一大堆书。

当当看到妈妈每天都学到深夜，"怎样能帮助妈妈记得快，记得牢呢！"

爸爸说："三个臭皮匠赛过诸葛亮，我们来想想办法吧。奥珍，你是怎么认识老虎的啊？""先看卡片，然后再到动物园去认。"奥珍回答得很爽快。

当当眼前一亮："对呀，妈妈的书里有很多图案，就用妹妹说的方法。"

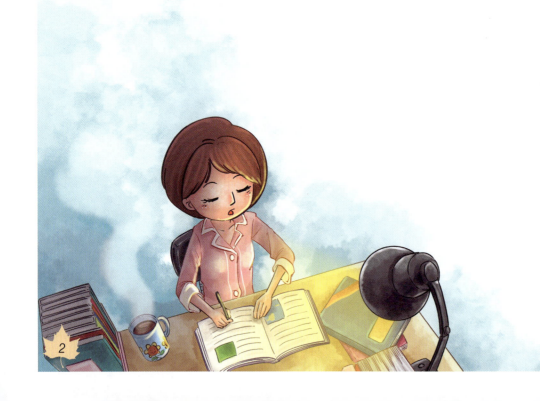

周末的下午，妈妈还在看书。

"妈妈！帮帮团来了！"妈妈一脸诧异："嗯？什么意思？""您先把眼睛闭上，铛铛铛铛……好了，睁开眼睛吧。"

当当举着三角形框里一个向左拐弯箭头的标志牌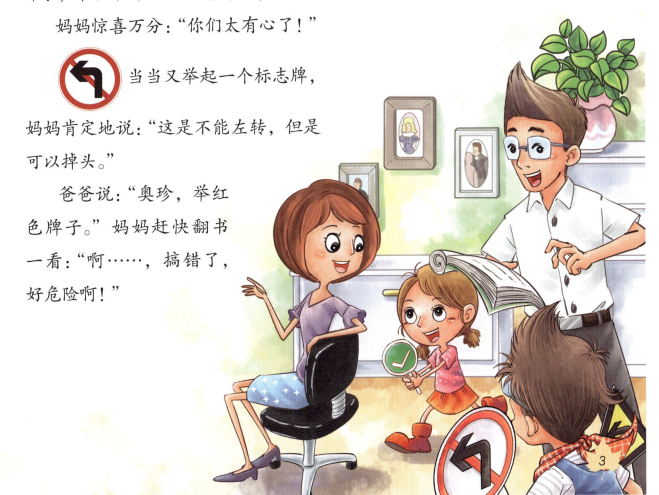

"看，这个标志牌是什么意思？"

妈妈说："哦，这是警告前方出现向左的急转弯路。"

"答对了！"爸爸和奥珍从另一个房间走出来，"奥珍，举绿色牌子，最佳答案：向左急弯路，用以警告车辆驾驶人减速慢行。"

妈妈惊喜万分："你们太有心了！"

当当又举起一个标志牌，

妈妈肯定地说："这是不能左转，但是可以掉头。"

爸爸说："奥珍，举红色牌子。"妈妈赶快翻书一看："啊……，搞错了，好危险啊！"

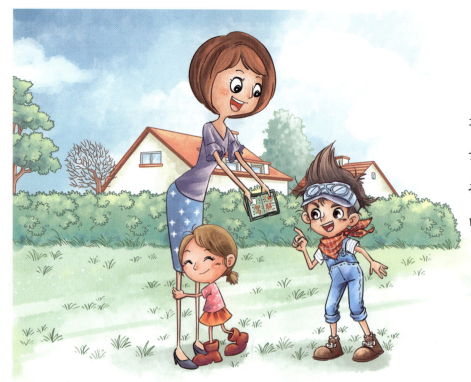

几个月后，邮差送来了一个快递，妈妈撕开封条，从里面掉出一个类似身份证的东西。

"你拿到驾照了？什么时间去参加了路考？我们都不知道。"爸爸问。

妈妈说："要给你们一个惊喜啊！"

奥珍抱住妈妈的腿，"以后可以坐妈妈开的车了耶！"

当当问爸爸："什么是路考啊？"

"路考就是检验实际驾驶技术。要在指定的公路上，驾驶安装有多种测试仪器的专门车辆，它就像一张考试卷，及格不及格，一考便知。"

当当说："对了，我想到了一个问题，开小区儿童运动会时，我的腰闪了一下，花鹊医生针刺了后溪穴，很快就缓解了。爸爸，学习针灸，拿到合格证也应该有专门的考试卷吧？"

爸爸说："这样吧，明天带你们去一个地方，找一找答案。"

第二天，当当、奥珍和爸爸一起坐上妈妈开的车来到了中医药博物馆。

走进博物馆，脚下"千年回响"的地面铜雕（diāo）画卷徐徐展开。

当当来到了针灸铜人的展示台，自言自语道："这个人好高大啊！"讲解员姐姐走了过来："这是针灸铜人模型，是中医学重要的标志和符号。"

当当问："为什么要造针灸铜人啊？""宋代编绘了《铜人腧穴针灸图经》一书，作为新的针灸国家标准，这也是世界上第一个针灸国家标准，为了更好地理解书里的内容，就铸造了这尊针灸铜人。"

"是谁造的铜人，他叫什么名字？""是距今1000年前的北宋年间，一位叫王惟一的医学家铸造的。"

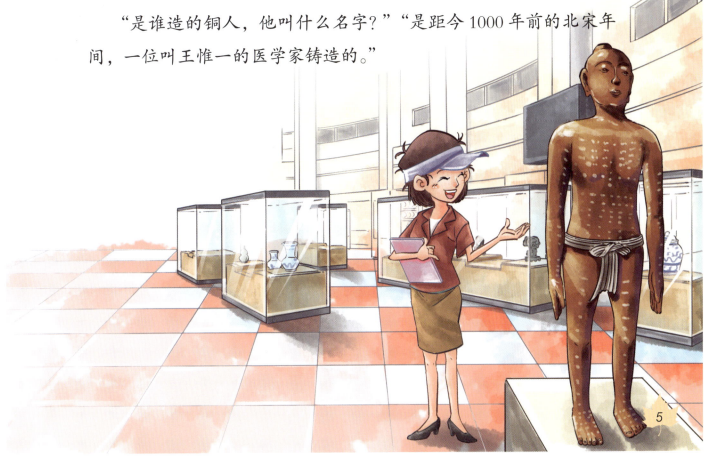

"铜人身上这么多的小孔是什么呀？""这些小孔是穴位，就是针刺进针的地方，铜人身上一共有354个穴位，你们看，旁边还用错金文字进行了名称标识，所以它还有一个更为奇特的用途。"

"什么用途呀？姐姐快讲讲。"

"就是可以作为'试卷'来用。针灸的功效，只有找准了穴位，才能发挥出来，怎样让学生更好地掌握呢？我们聪明的祖先就发明了针灸铜人来解决这一难题。考试时用黄蜡封住穴位小孔，再向铜人内部注水，考生如果取穴准确，针入而水出，考试就通过了，否则就是不及格，不能成为真正的医生！"

当当赞叹道："哇！太棒了，我们的祖先好有智慧啊！"

爸爸说："对啊，在针灸铜人这张'考试卷'面前，真假医生一考便知。"

讲解员自豪地说："是啊，从宋代开始，各朝代都沿用这一方法培养和选用针灸医生，以至针灸铜人成了'国宝'。后来明代正统铜人、清光绪铜人、民国铜人也相继诞生，包括女性、儿童形象的针灸铜人。在日本、韩国、法国、俄罗斯、加拿大也都有仿制品。2017 年 1 月 18 日，我国领导人将一尊针灸铜人作为国礼，赠送给了世界卫生组织，并被收藏在日内瓦的世界卫生组织总部。"

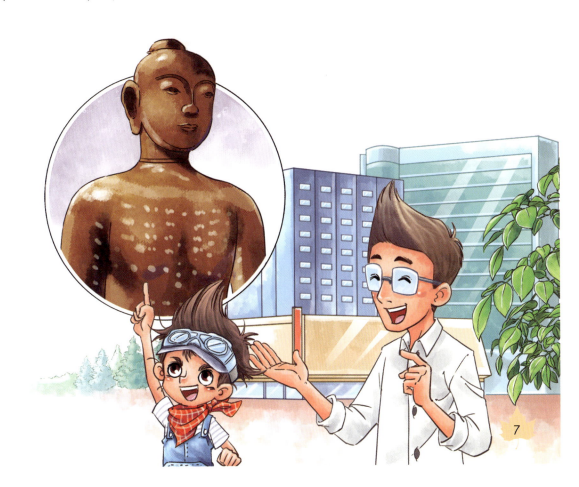

当当兴奋地拉着爸爸："哇，这么多人喜欢针灸铜人，代文说，他长大了要发明智能滑滑梯，我长大了就发明智能针灸铜人。"

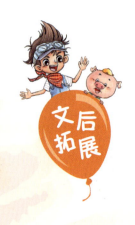

文后拓展

1. 想一想针灸铜人是哪个朝代由谁制作的？它是用来干什么的呢？

2. 插画涂涂色。

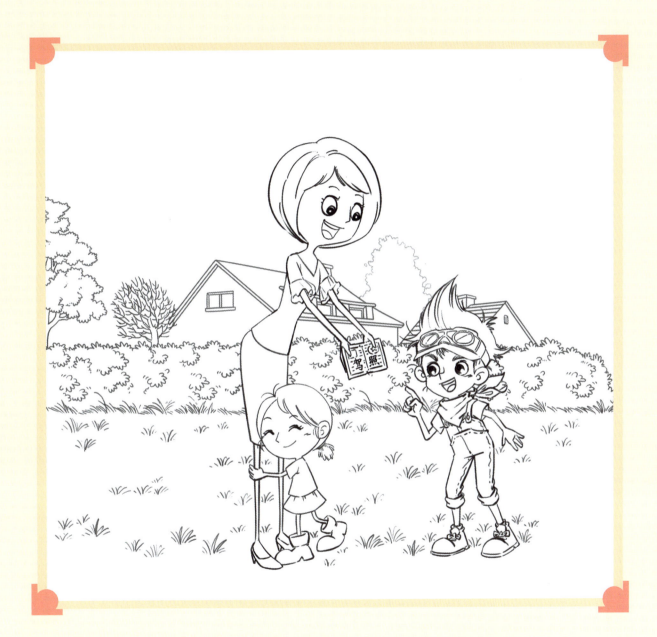

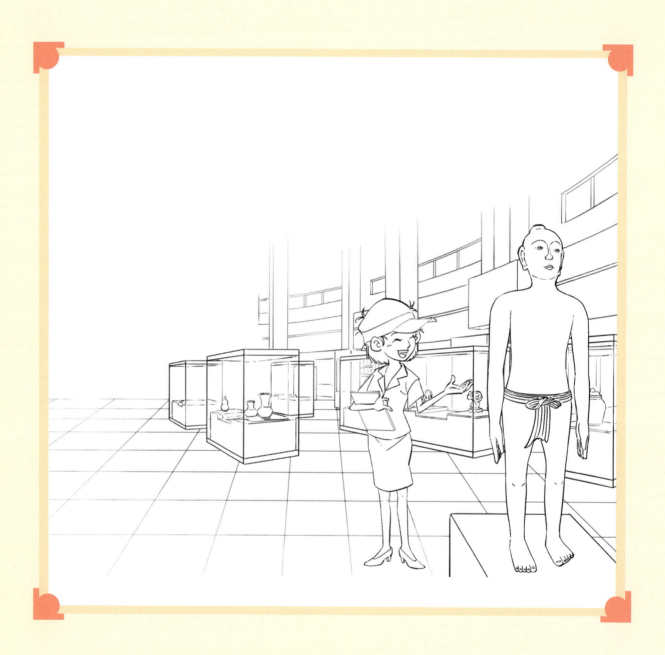

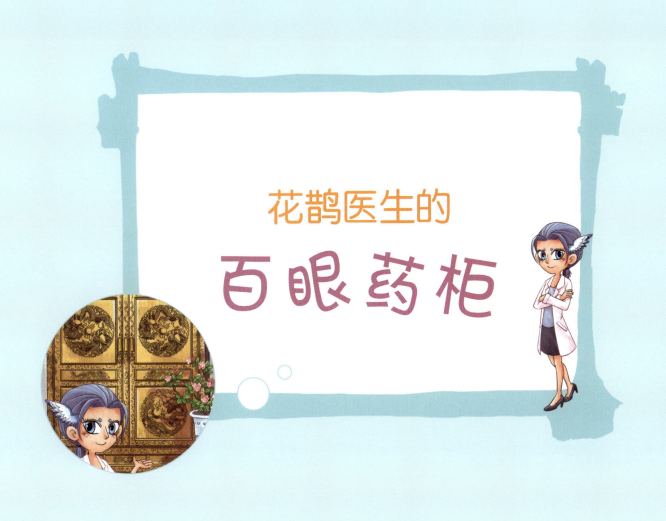

花鹊医生的

百眼药柜

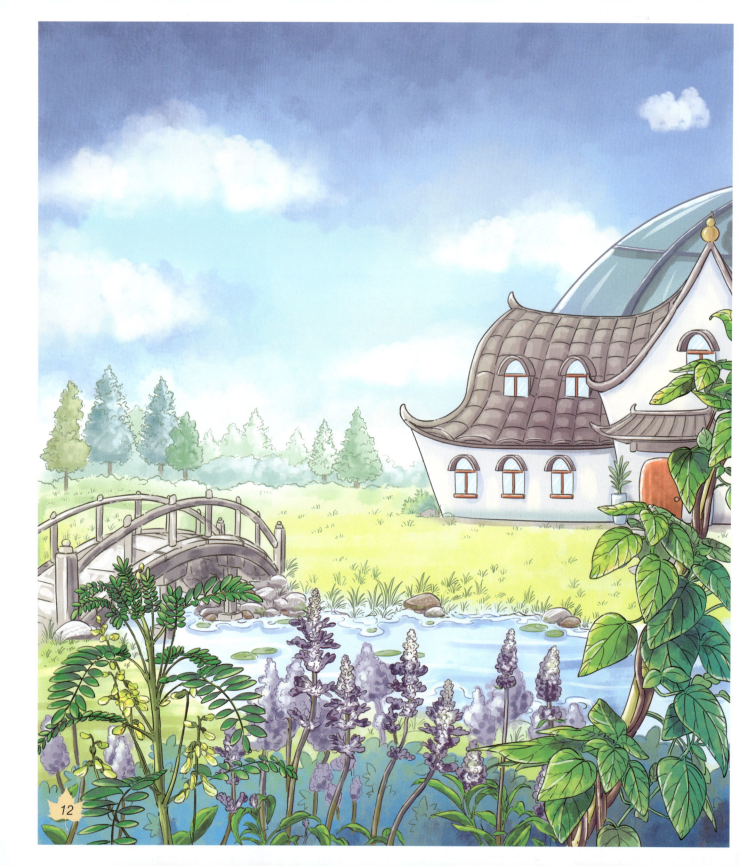

金秋十月，百草园里的党参、丹参、黄芪（qí）、太子参、黄芩（qín）、知母、板蓝根等药材全都成熟了！神农爷爷请当当和好朋友们来参观。

　　看着多功能起药机、出药机、挖药机，轰轰隆隆一片繁忙的景象，当当问神农爷爷，"挖出了这么多药材啊！怎么存放呢？""大多数中药晒干装包后，都放在干燥通风背阴的仓库中。""客人来买药，都要去仓库里看吗？""不用的，接待室有专门的样品。"

　　接待室里窗明几净，绿植清新悦目。一架架药柜排列得整整齐齐。

　　皮皮和代文瞪大了眼睛，"哇，好高大呀！这是什么柜子，上面还写着字呢……"

　　神农爷爷说："这是百眼药柜，专门来盛放中药的。"

　　当当问："为什么叫'百眼'呢？"

　　"'百眼'就是形容药斗很多，每架柜子的抽斗横向有7个，纵向有8个。"

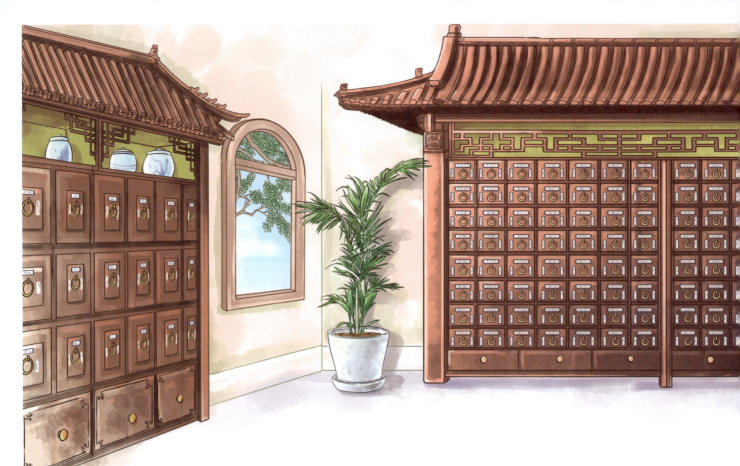

当当拉开一个抽斗："咦？每个抽斗里面还有 3 个格子。"

神农爷爷接着说："药柜的最下层又专设 3 至 4 个特大抽斗，合起来可容纳 100 多种药材，所以称为百眼药柜。"

当当饶有兴趣地问："百眼药柜里的药物摆放，也有讲究吗？"

神农爷爷说："是的，这里面都是药物样品，为了方便客人查看，就按药名的语序摆放。比如：

木香、木瓜、木蝴蝶、木贼、木通。

山药、山楂、山茱萸（zhū yú）、山豆根。
五加果、五加皮、五味子、五倍子。"

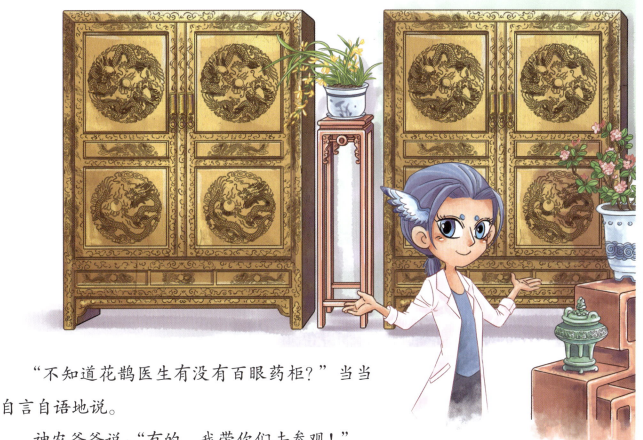

"不知道花鹊医生有没有百眼药柜？"当当自言自语地说。

神农爷爷说："有的，我带你们去参观！"

大家一起来到花鹊医生的药房。

一排古朴典雅、整齐宽大的柜子，紫檀（tán）香气萦绕（yíng rào），透露出神秘的气息。

花鹊医生随即打开柜门，一个可以旋转的药柜立刻呈现出来，一排排抽斗整齐如一，一个个药名排列有序，字迹清晰，苍劲有力。

当当和好朋友们都惊呆了！

花鹊医生说："这是仿照明朝万历年间的药柜做成的，真品在北京故宫博物院。它不仅仅是一个药柜，也是一件精美的工艺品，而且反映了当时医学、药学以及中药贮藏的发展水平。"

当当看着药名问："花鹊医生，五色草和五色梅怎么不在一起呢？"

花鹊医生说："五色草和五色梅，药名只是一字之差，但它们是截然不同的两种药。五色草治疗妇科病；五色梅清热解毒，孕妇忌用。如果放在一起，就容易拿错，出现问题。"

神农爷爷告诉大家："诊所是给病人看病的地方，所以，百眼药柜里的药品摆放，就要按照中药的性能和中医处方来设置。"

当当仰起头问："药柜高层放什么药呢？"

花鹊医生说："质地较轻且用量较少的药物一般放在高层。如月季花、佛手花、玫瑰花、厚朴花、密蒙花、木贼草。"

"中层放什么药呢？"

"中层存放常用药物，方便称取。如当归、白芍、黄芪、党参、麦冬、香附、天麻、钩藤。"

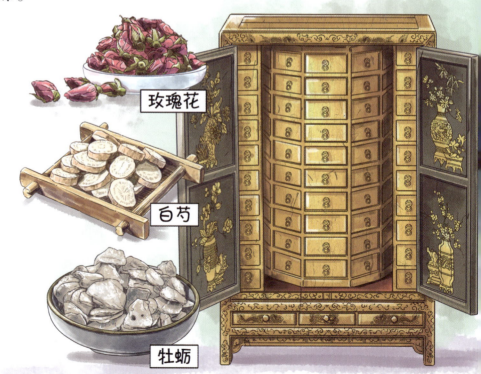

玫瑰花

白芍

牡蛎

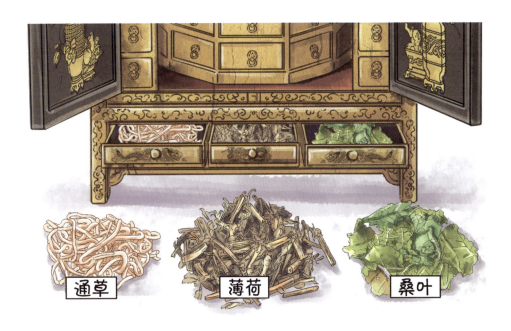

通草　　薄荷　　桑叶

皮皮也急忙问："底层呢？"

"质重（矿石类、化石类、贝壳类）和容易造成污染的炭药类，如磁石、**牡蛎**（mǔ lì）；珍珠母、石膏；藕节炭、黄芩炭、黄柏炭，一般放在底层。

"另外，种子类和易挥发的药物，先放到瓶子里，再放到药柜里面。如**樟**（zhāng）脑、薄荷冰、硼砂。"

药柜最下层的药斗吸引了依菲的目光："看，这有三个大大的药斗。"

花鹊医生说："这里可以放置质地松软、用量较大的药，如灯心草、通草、竹茹、薄荷、桑叶等。"

当当不禁感叹道："原来百眼药柜还有这么多的学问呀！"

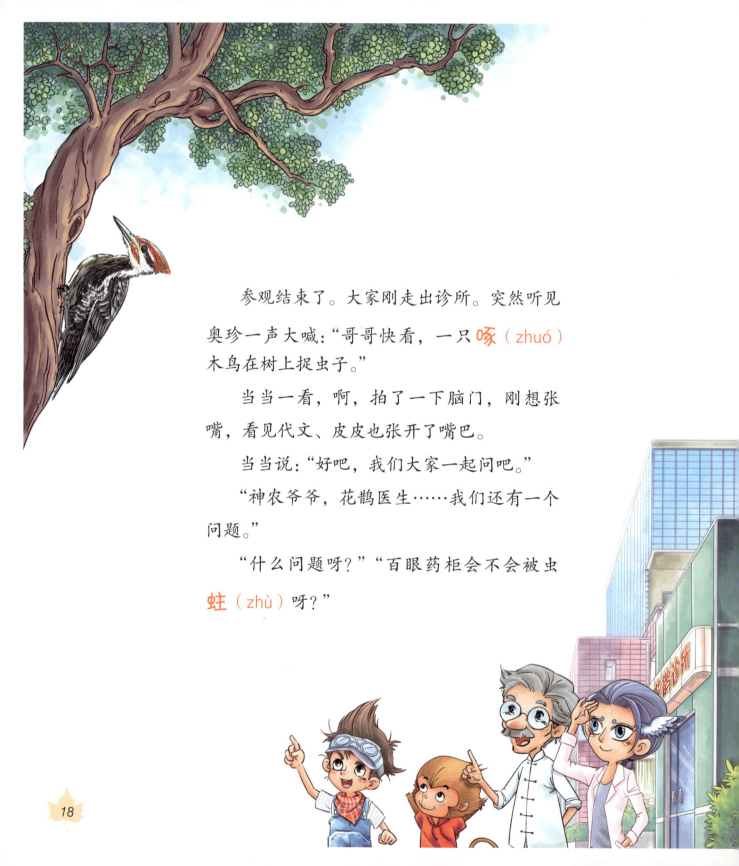

　　参观结束了。大家刚走出诊所。突然听见奥珍一声大喊："哥哥快看，一只啄（zhuó）木鸟在树上捉虫子。"

　　当当一看，啊，拍了一下脑门，刚想张嘴，看见代文、皮皮也张开了嘴巴。

　　当当说："好吧，我们大家一起问吧。"

　　"神农爷爷，花鹊医生……我们还有一个问题。"

　　"什么问题呀？""百眼药柜会不会被虫蛀（zhù）呀？"

神农爷爷笑了起来："哈哈哈……，这个问题问得好。百眼药柜采用优质樟松、东北松木、香杉木制作而成，不变形、不走样，防潮，防鼠，防虫蛀、防**腐蚀**（fǔ shí），经久耐用。"

花鹊医生也兴致勃勃地说："再加上药斗经常滑动，更不容易生虫了！"

1. 想一想神农爷爷的药柜叫什么？里面的药材是按照什么顺序摆放的呢？

2. 插画涂涂色。

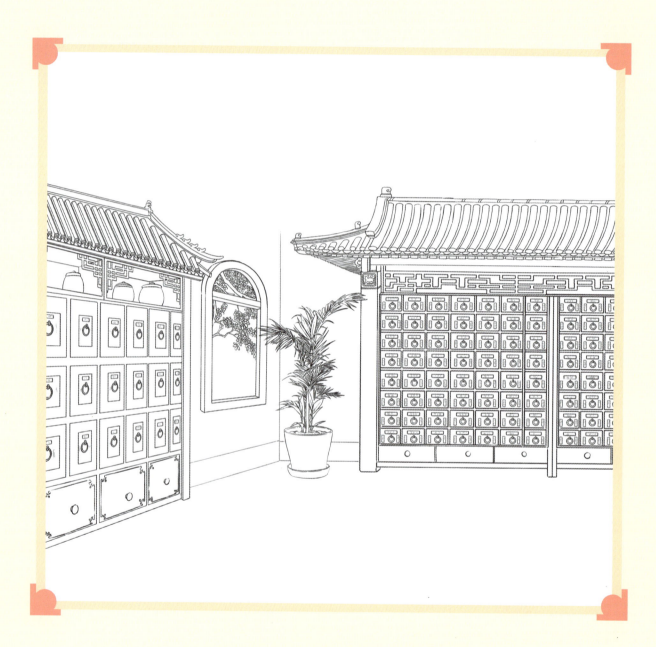

医学也有《三字经》

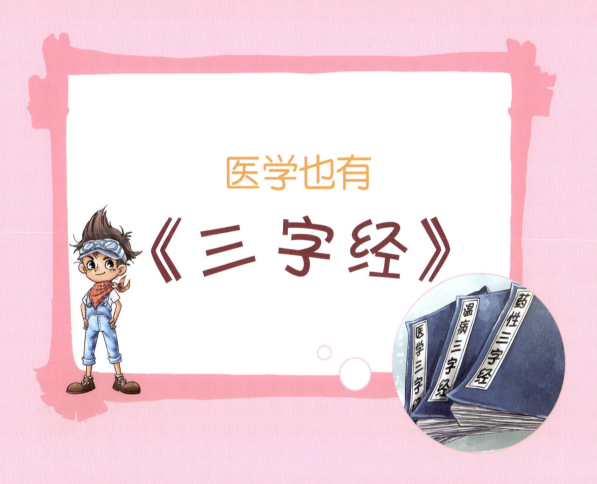

小区公园的草地上，当当和朋友们正在诵读《三字经》……

　　妈妈提着一个装满五颜六色水果的篮子走了过来，奥珍捧着一大束花跟在后面。"孩子们，休息一会儿吧，吃点水果。"

　　"这么多水果呀，我们哪能吃完呢，送给花鹊医生一些吧，感谢开运动会时，她对我们的帮助。"当当对妈妈说。

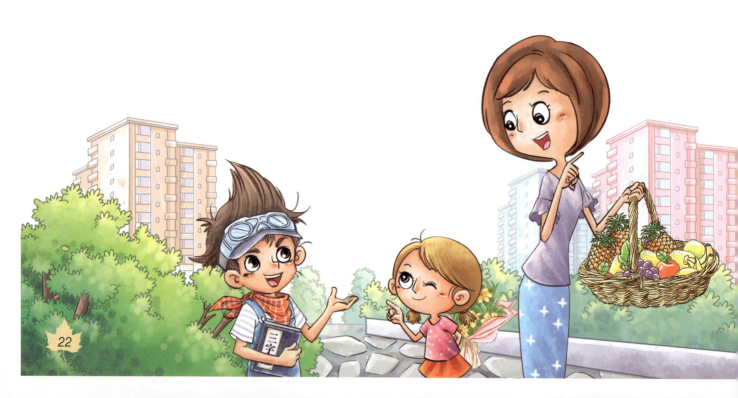

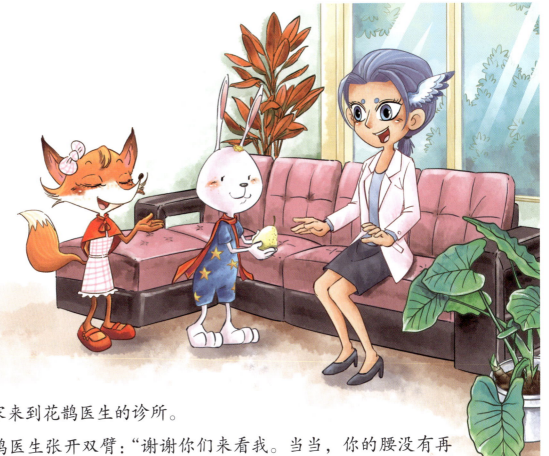

大家来到花鹊医生的诊所。

花鹊医生张开双臂："谢谢你们来看我。当当，你的腰没有再疼吧？"

当当说："没有，您的医术太棒了！"

大家一边吃水果一边聊天。花鹊医生问："近来你们有什么活动呀？"

"我们一起在背诵《三字经》。"阿莱莎抢着背了起来："人之初，性本善。性相近，习相远。……"

卡拉拉接着背："幼不学，老何为。玉不**琢**（zhuó），不成器……融四岁，能让梨。"

这时依菲赶紧拿起黄色的梨子，送给花鹊医生。

花鹊医生接过梨子："好啊！不仅背得好，还学着做，真好！你们知不知道中医学也有三字经啊？"

　　当当很吃惊："啊，中医学也有三字经？您讲给我们听听吧。"

　　花鹊医生拿起一个柑子，"那我们就从这些水果讲讲《药性三字经》吧。柑子的皮可以入药，称为陈皮。"

　　当当问："为什么不叫柑子皮，叫陈皮啊？"

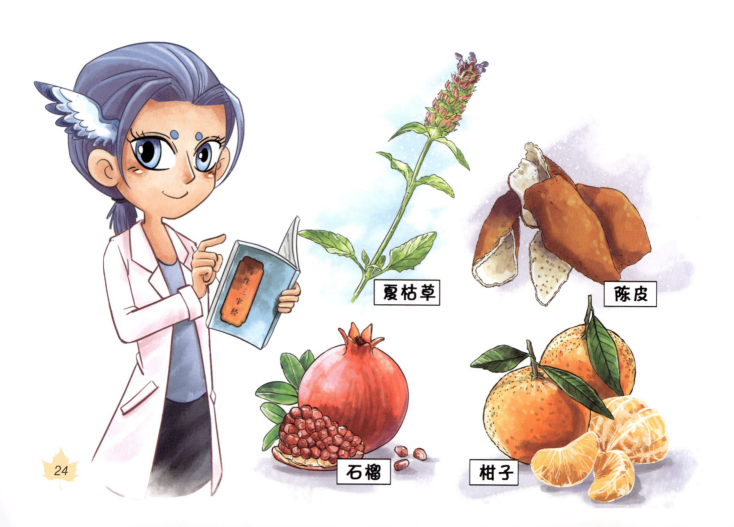

夏枯草

陈皮

石榴

柑子

花鹊医生："柑皮贮藏的时间越久越好，存期 3 年以上的才称为陈皮。陈皮有理气、燥湿化痰的功效，治疗脾虚饮食减少、消化不良，以及恶心呕吐等症。所以《药性三字经》讲：广陈皮，理气滞，宽胸膈（gé），化痰湿。"

　　卡拉拉说："陈皮为什么又变成'广陈皮'了呢？"

　　"陈皮以广东所产为佳，所以称为'广陈皮'，特别是广东江门新会出产的陈皮，早在宋代就已成为南北贸易的'广货'，位于'广东十件宝'之首。"

　　花鹊医生又拿起一个石榴（liú）。"石榴皮，能涩（sè）肠，止泻良，乌发强。"

　　当当问："吃石榴皮，头发可以变得更黑吗？""不是这样，石榴皮捣汁外用，可以作染发剂，有乌发的作用。"

　　花鹊医生指着奥珍送的大花束："这个长长的花穗（suì）叫夏枯草，《药性三字经》说：目夜疼，用枯草，治头痛，亦甚好。它有清火明目之功效，能治目赤肿痛、头痛。"

当当感觉花鹊医生讲得很有意思："中医还有别的三字经吗？"

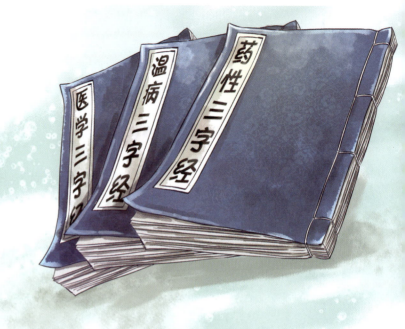

"还有很多啊，比如《温病三字经》《医学三字经》。特别是《医学三字经》，它是清代著名的科普医家陈修园先生编写的，讲述了中医的源流及内科、妇科、儿科常见病的症状、诊断和治疗。"

花鹊医生转身跟当当妈妈说了几句话，妈妈点点头，出门了。花鹊医生从书柜里拿出《医学三字经》，朗读道：

"《医学三字经》的开头是这样的，

医之始，本岐（qí）黄。

《灵枢（shū）》作，《素问》详。

《难（nàn）经》出，更洋洋。"

当当问道："这是什么意思啊？"

花鹊医生解释说："是讲中医开始于岐黄之术。'岐'就是岐伯，'黄'就是黄帝。《素问》和《灵枢》这两本书就是通过黄帝与岐伯等臣子问答的形式阐述了中医理论，被后人奉为经典。

"《难经》出，更洋洋。是说自《难经》这部书出现以后，中医学的内容更为丰富了。'洋洋'，形容众多、丰盛、盛大、广阔。"

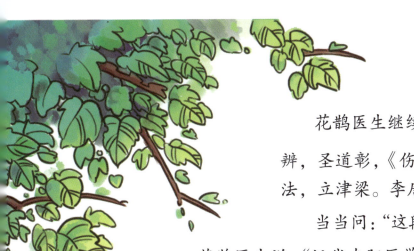

花鹊医生继续往下读："越汉季，有南阳，六经辨，圣道彰，《伤寒》著，《金匮（guì）》藏，垂方法，立津梁。李唐后，有《千金》……"

当当问："这段话是什么意思呢？"

花鹊医生说："汉代南阳医学家张仲景，编著《伤寒论》《金匮要略》两书，倡导'六经辨证'学说，对疾病的诊断和治疗树立了规范。'圣道'，是指中医学，大家尊称张仲景为'医圣'。"

卡拉拉的心里豁然开朗，"怪不得街上有很多张仲景大药房呢！"

花鹊医生说："对，这就是我们后人对张仲景学术精神的一种传承。"

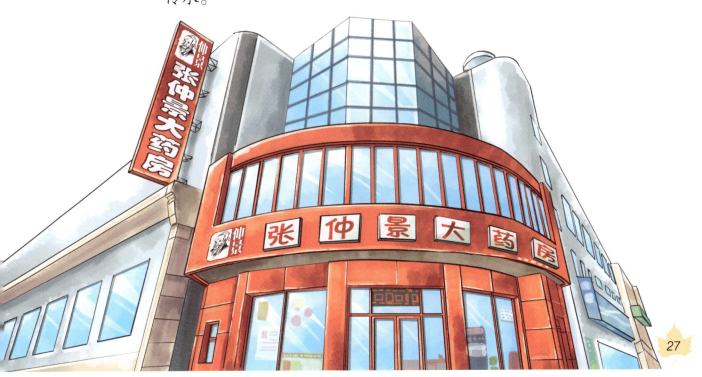

当当又问："千金是什么意思？"花鹊医生说："《千金》，是指唐代大医学家孙思邈（miǎo）编写的医学巨著《千金方》，这是中国历史上第一部临床医学百科全书，孙思邈认为人的生命重于千金，所以把"千金"两字作为书名。"

这时，妈妈又提着篮子过来了，上面还蒙着花盖巾。当当说："妈妈您又买来了水果啊！""打开看看吧。""啊！《医学三字经》！"

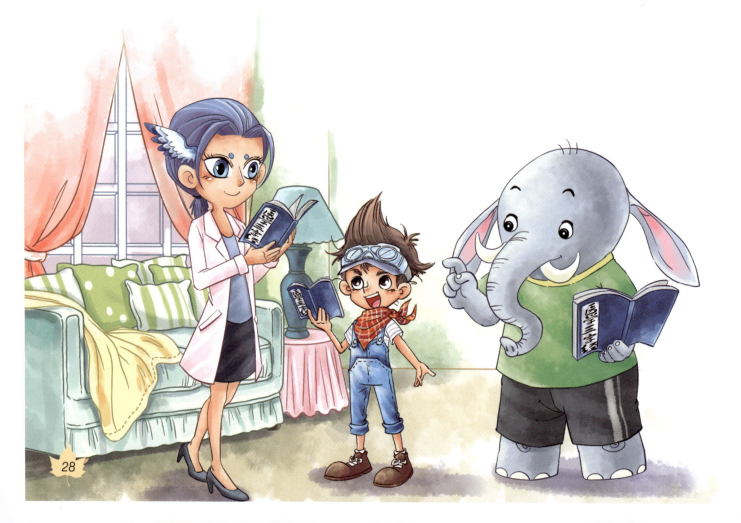

妈妈告诉大家："孩子们，这是花鹊医生送给你们的礼物！"

"哦……，谢谢花鹊医生！"

花鹊医生清了清嗓子："不客气，孩子们，我们一起来朗读吧！"

1. 能不能说出几部中医书籍的名字呢？

2. 插画涂涂色。

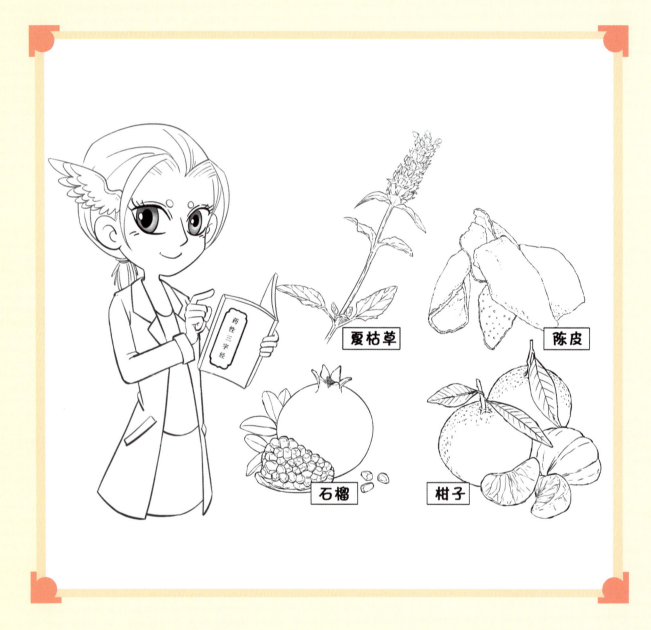

夏枯草

陈皮

石榴

柑子

仿生体操

五禽戏

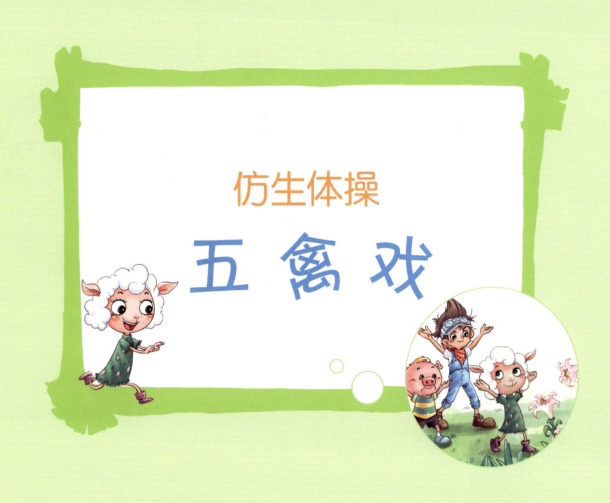

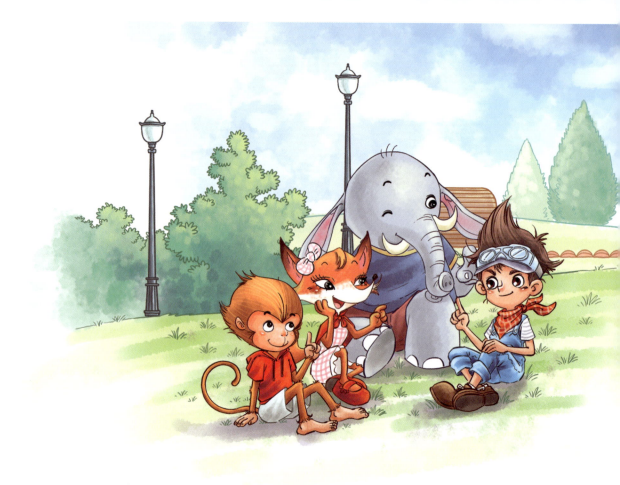

全民健身日就要到了。

小区准备开展丰富的儿童健身联欢活动，项目有队形变换、溜溜包、四人三球、老鹰捉小鸡、拍皮球、跳绳子、小青蛙跳荷叶、蚂蚁运粮等。

当当和朋友们选了儿童广播体操。

卡拉拉说："谁来当领操员啊？"当当提议说："我们先一起练，最后谁的动作做得最标准、最优美，谁就当领操员，好不好？"

"好嘞……！"大家齐声答道。

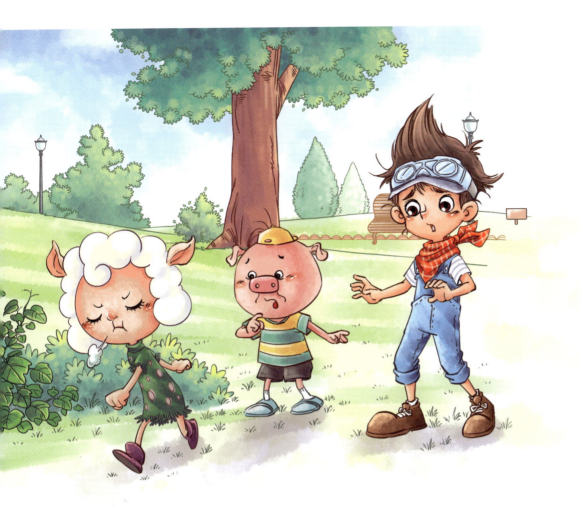

  一段时间过去了，大家的动作越来越标准，可萝丝的动作总做不好，大家心里都很着急。

  阿莱莎认真地提醒萝丝："你下蹲的动作没有做到位啊。"萝丝不屑一顾地说："我已经很认真地做了，我觉得做得挺好呀。"

  代文耐心地说："转体动作，你方向错了，总是和我面对面。"萝丝很生气："那我转过来就是了。都说我做得不行，那我退出好了。"说着头也不回地走了。

草地上，萝丝手里拿着一根草，在逗蚂蚁玩儿。

花鹊医生走了过来："萝丝，你怎么不去做操，一个人蹲在这里发呆啊？"

"他们说我动作**僵**（jiāng）硬不协调，都说我做得不好，我就生气了。"

"你哪几个动作做得不好啊？"萝丝做了下蹲、转体、踢腿、跳跃等动作。花鹊医生笑着说："萝丝，这是下蹲动作吗？这根本就是象征性地坐一坐呀。"

萝丝很**沮**（jǔ）丧："那我该怎么办呢？"

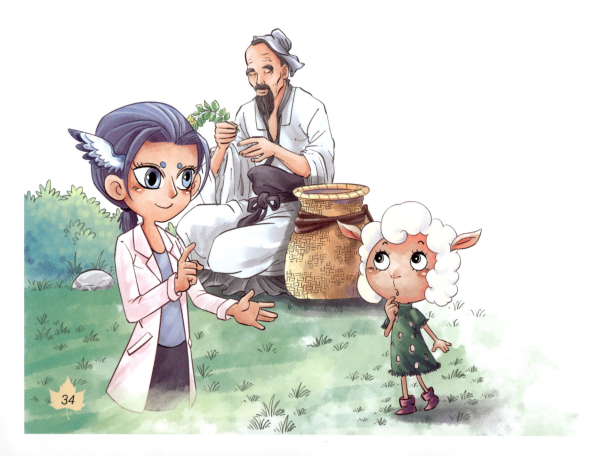

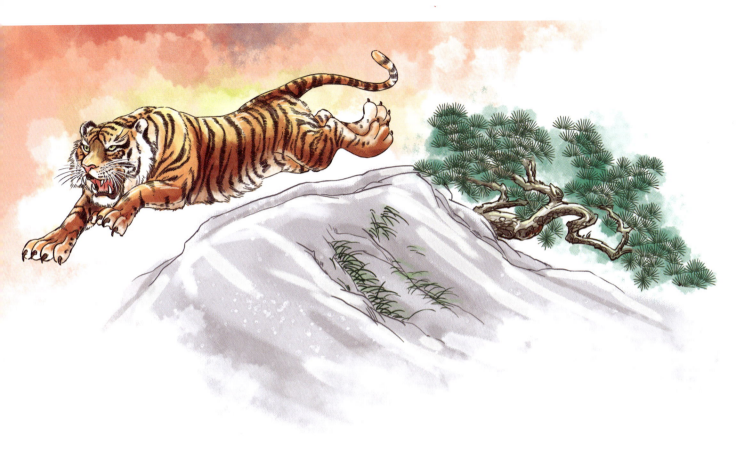

　　"首先要不放弃，坚持信念，克服困难。我来教你几个动作，把它做好以后，你再做体操时就会动作协调，姿势优美。"

　　萝丝问："什么动作啊？"

　　花鹊医生说："五禽戏。"

　　"什么是五禽戏啊？"

　　"五禽戏是模仿虎、鹿、熊、猿（yuán）、鸟的动作和姿态锻炼身体的保健体操，是东汉时期的名医华佗爷爷创立的。"

　　萝丝担心地说："我能学会吗？"

花鹊医生说："这套动作形象生动，非常好学，你能行！现在我们练虎戏，虎的凶猛表现在眼睛，虎视眈眈（dān dān）。"萝丝赶快睁大眼睛。

"虎的威武表现在虎爪，要五指张开，虎口握圆，第一、二指关节弯曲内扣。"萝丝做出同样的姿势。

"虎戏有虎步、出洞、发威、扑按、搏斗5个基本动作，做的时候要目光炯炯（jiǒng jiǒng），摇头摆尾，模仿猛虎猛扑呼啸，锻炼周身的肌肉和四肢。"

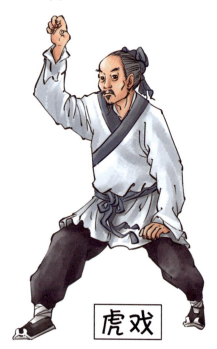

虎戏

为了更好地练习，花鹊医生决定带萝丝再到动物园实地观察。

在猛虎园，刚好赶上饲养员放入几只活鸡，东北虎立刻追逐捕食，扑、跳、拍，威猛霸气展现得淋漓尽致。

鹿苑里一群漂亮的梅花鹿奔跑撒欢，像一阵疾风，四蹄腾空轻捷舒展。

熊苑里，两只体态庞大的棕熊在不紧不慢地散步。

萝丝问："熊的动作又慢又笨，不怕老虎吃它吗？"

花鹊医生说："不怕，成年棕熊有好几百斤重，力量很大，会爬树，会游泳，老虎也不敢惹它，所以它心态平静，步履（lǚ）沉稳。"

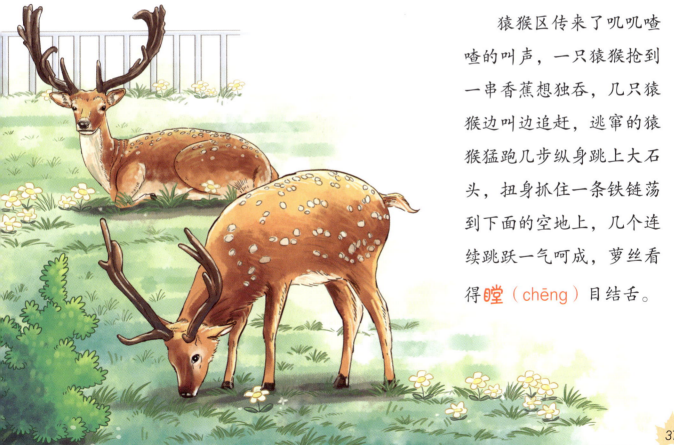

猿猴区传来了叽叽喳喳的叫声，一只猿猴抢到一串香蕉想独吞，几只猿猴边叫边追赶，逃窜的猿猴猛跑几步纵身跳上大石头，扭身抓住一条铁链荡到下面的空地上，几个连续跳跃一气呵成，萝丝看得瞠（chēng）目结舌。

到了禽鸟区，老远就看到了神态优雅、轻盈潇洒的丹顶鹤三两成群在漫步，有的在水边低头觅（mì）食，有的昂首挺立仰天长啸。

有了这次动物园之行，萝丝练习五禽戏也不觉得枯燥了，每种动作都联想到具体生动的画面，萝丝觉得自己越来越有老虎的威猛，梅花鹿的轻捷，棕熊的沉稳，猿猴的灵活以及鹤的端庄高雅。萝丝不仅自信心爆棚，身体变得匀称强健，肢体灵活，体操动作也做得越来越好。

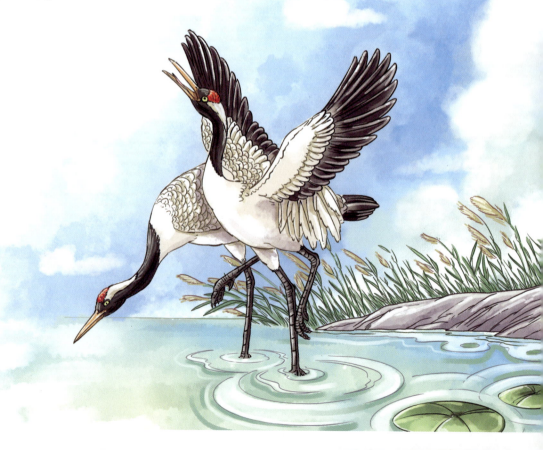

一天，萝丝激动地告诉花鹊医生，所有的体操动作自己都可以做到位了。

　　花鹊医生说："好啊，走，去给当当他们一个惊喜！"

　　草地上，大家正在练习体操……

　　花鹊医生扬起手，"现在请萝丝给你们表演广播体操。"

　　萝丝面带微笑，准确、舒展、优美的动作，惊得大家目瞪口呆，太不可思议了！

　　当当高兴地拉着萝丝，"萝丝，你做领操员当之无愧啊！"

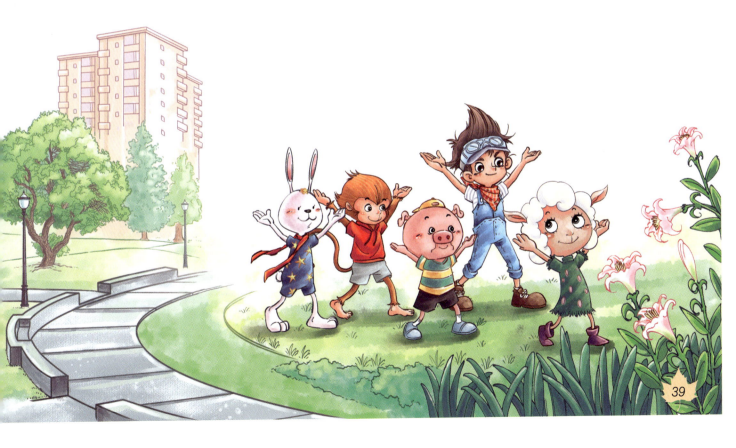

健身日那天，萝丝作为领体操员，精神饱满，自信十足，带领大家跑步入场，广播体操的音乐响起，整齐的队列，优美的姿态，准确协调的动作，博得了阵阵掌声。

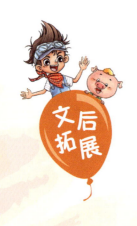

文后拓展

　　1.东汉时期的名医华佗爷爷创立的五禽戏是模仿哪五种动物呢？

　　2.插画涂涂色。

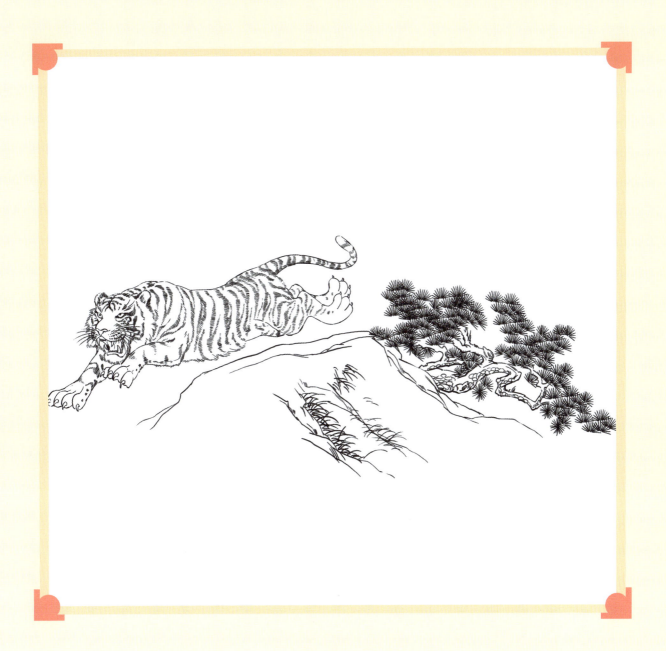

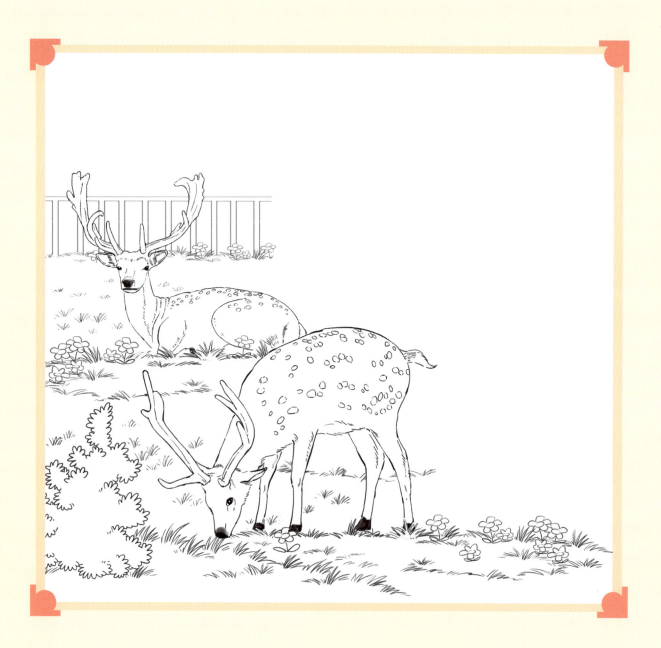

中药剂型

知多少

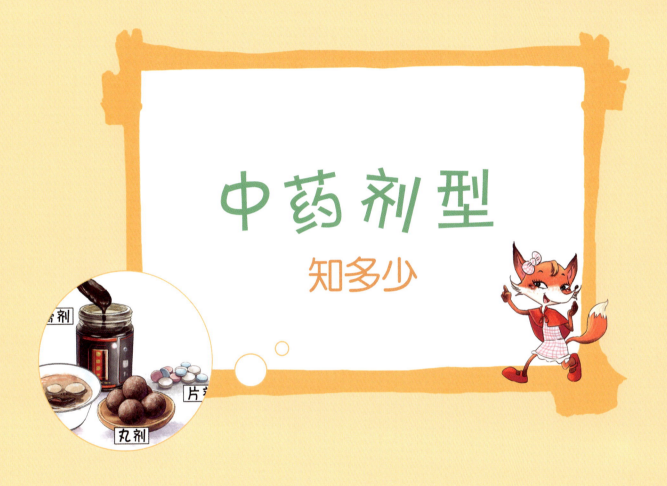

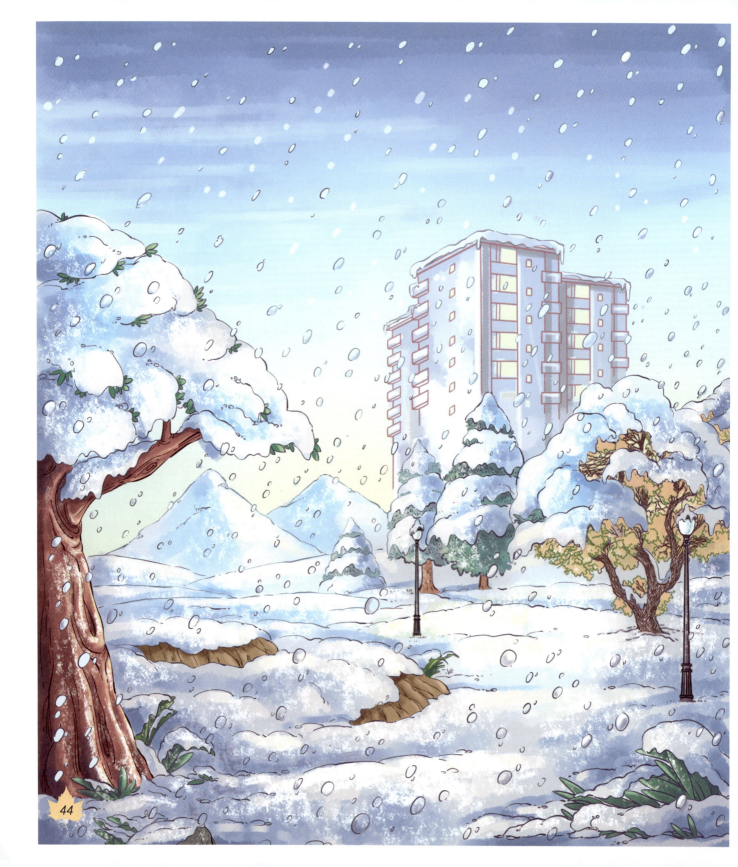

"当当，起床了，外面下雪了！"妈妈叫着。

　　当当激动地跳了起来，看到窗户上面结了一层冰花，一**簇簇**（cù cù）的组成了许多奇异的图案，天空中纷纷扬扬的雪花，像无数个蒲公英到处飞舞，自己家那辆红色的汽车也披上了毛绒绒的白色外套。哇！可以和好朋友堆雪人打雪仗了！

　　"看我的！"当当跳到雪堆里，抓起一把雪，揉成一个小雪团，然后把它放在雪地上滚了起来，大家也都纷纷跑了过去奋力地推，松松不小心滑了屁股蹲，引得大家哈哈大笑，小小的雪团，滚来滚去，越滚越大，一会儿的功夫，就变成了一个大雪球……

奥珍给雪球安上大枣眼睛、胡萝卜鼻子和辣椒嘴巴，当当把一个小塑料桶盖在雪球上，依菲还挂上了自己的新围巾，哈哈！一个漂亮的雪人就出现在大家的面前。

"嗨，我们开始打雪仗吧！"当当拿起一个大雪球向代文扔去，"啪！"代文吃到了一个"奶油冰淇淋"。

阿莱莎跑得满头大汗，使劲儿**拽**（zhuài）下帽子，头上冒着热气，拿起一个大雪球就向萝丝扔去。"哎呀，雪球打到我，雪粒都撒到我脖子里了，好凉啊！"萝丝大喊着。

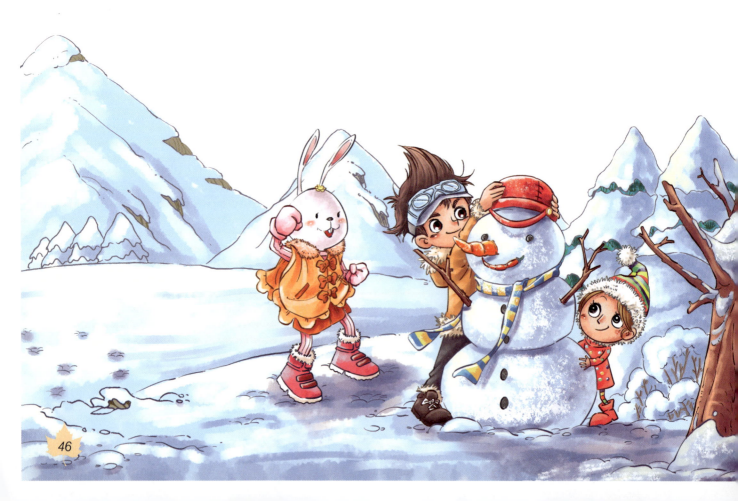

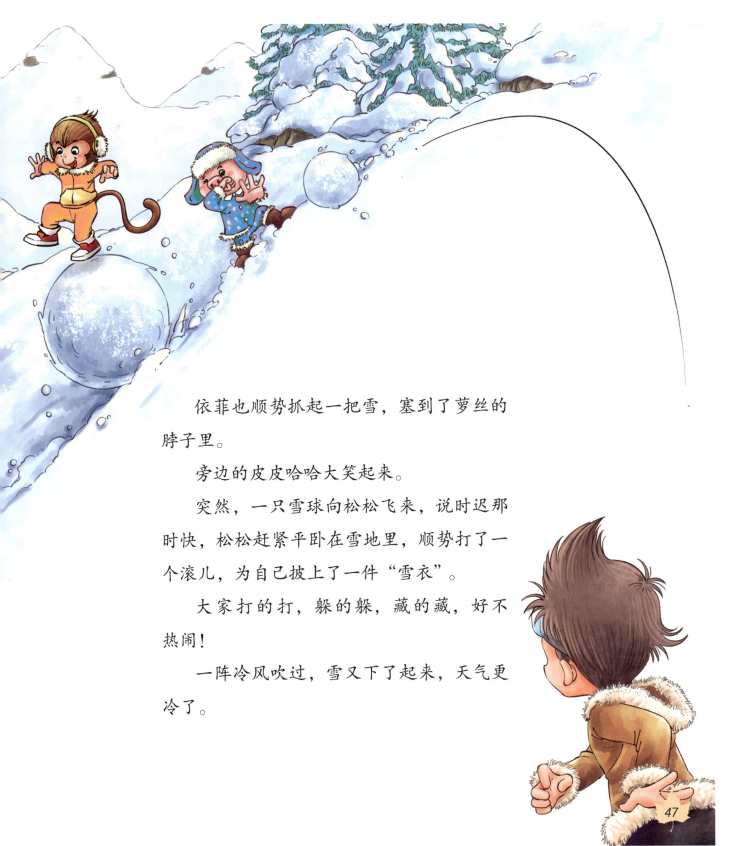

依菲也顺势抓起一把雪，塞到了萝丝的脖子里。

旁边的皮皮哈哈大笑起来。

突然，一只雪球向松松飞来，说时迟那时快，松松赶紧平卧在雪地里，顺势打了一个滚儿，为自己披上了一件"雪衣"。

大家打的打，躲的躲，藏的藏，好不热闹！

一阵冷风吹过，雪又下了起来，天气更冷了。

"阿嚏！"阿莱莎打了个喷嚏，鼻涕流了出来。"阿嚏！"松松也跟着打了个喷嚏。当当说："阿莱莎，戴上你的帽子。松松，你看，你的鞋子都跑掉了，快穿上。""没事儿！"阿莱莎和松松还是大喊大叫地玩着。

　　"阿嚏！阿嚏！阿嚏！"阿莱莎又连着打了几个喷嚏，感觉身上很冷，鼻子也不通气了，还咳嗽了几声。

　　松松说："我的嗓子也开始疼了。"当当催促道："我们去找花鹊医生看看吧。"

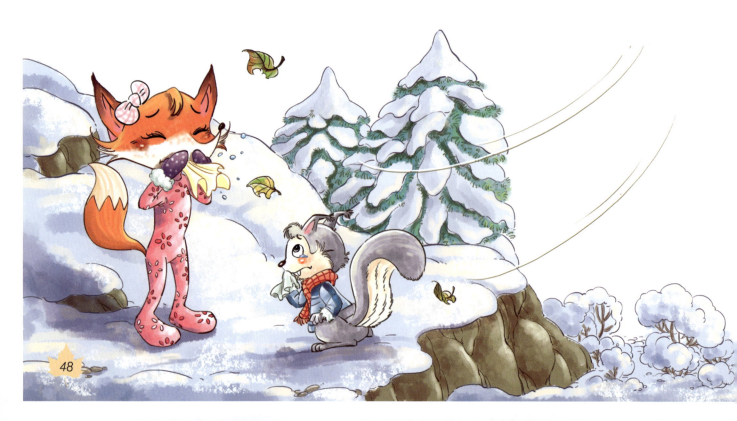

"嗯，你们两个人都是感冒了。来，阿莱莎，你把这杯感冒汤药喝下去吧。松松，你吃些感冒片。"花鹊医生吩咐着。

当当好奇地问："花鹊医生，他们都是感冒了，吃的也都是感冒药，为什么一个喝药汤，一个用药片，有什么不同吗？"

花鹊医生说："有呀。中药有很多剂型，作用也有区别的。"

"什么是剂型啊？"

"就是药物的形状啊，就像你们玩儿的积木，有圆形的、方形的、还有三角形的。"

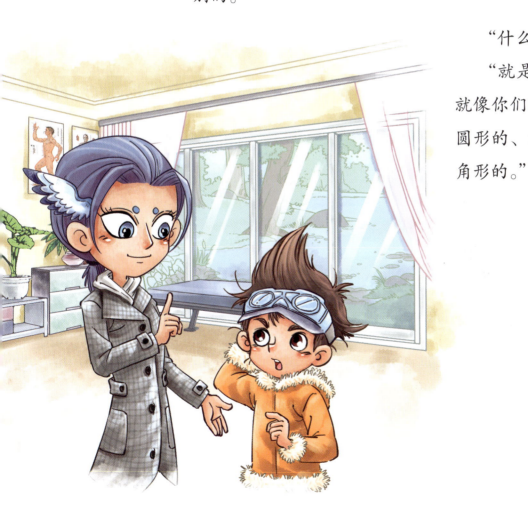

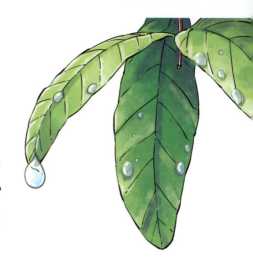

"那中药都有哪些剂型啊？"

"有丸、片、膏、汤、酒、茶、胶**囊**（náng）、气雾剂等20多种！"说着，花鹊医生拿出来好几个药瓶，倒出来胶囊、平片、药丸，还有稠厚的药膏给大家看。

当当望着这些药问道："为什么要做这么多剂型啊？"

花鹊医生说："因为病情的需要，不同的病情需要不同的剂型。

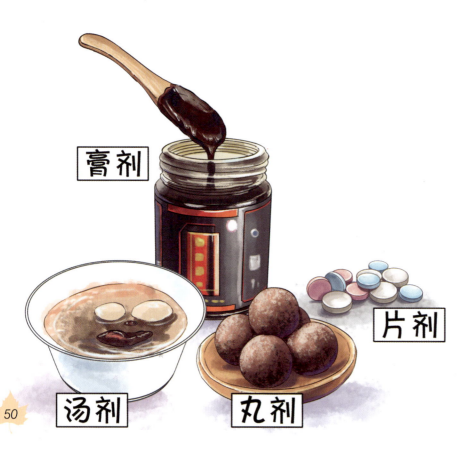

膏剂

片剂

汤剂

丸剂

"比如，汤剂吸收快、作用迅速、针对性强，适用于急病、新病。

　　"一般的丸剂，如水丸、蜜丸、糊丸吸收得比较慢，适用于慢性或虚弱性病症的调理。

　　"露剂，如金银花露、蔷薇花露等，气味芳香、药力相对轻微，适用于儿科轻症，或作为夏天的饮料服用。"

　　当当恍然大悟："哦，原来不同的剂型，起的作用还不一样啊。"

　　花鹊医生说："对啊。阿莱莎打喷嚏，怕冷，鼻子不通气，还咳嗽，病情比较急，比较重，用汤剂就合适。松松呢，打喷嚏少，咽部轻微的疼痛，病情比较缓，也比较轻，片剂吸收得慢一点，服用片剂就可以了。"

"好了，阿莱莎、松松，你们除了吃药，还要多喝白开水，感冒很快就会好的！"

当当又问："花鹊医生，冬季在外面活动怎么防止感冒呀？"

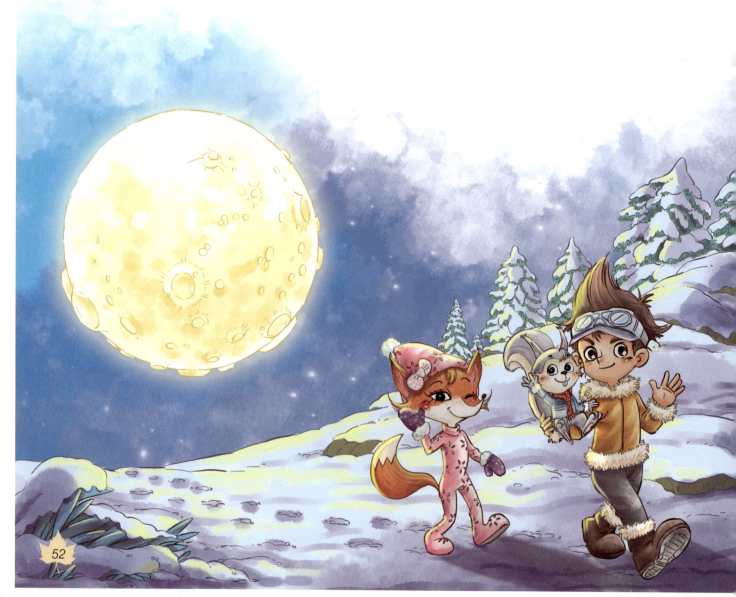

花鹊医生说:"冬季气温比较低,要选择风和日丽晴朗的日子到户外活动,最好是中午出去,活动时间不要太长。户外运动脱衣服时,以不出汗为准,运动结束后,就要及时穿上,不要受凉。"

"知道了,谢谢花鹊医生,我们送阿莱莎、松松回家啦!"

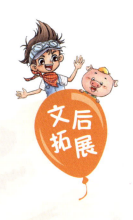

1. 想一想中药都有哪些剂型?

2. 插画涂涂色。

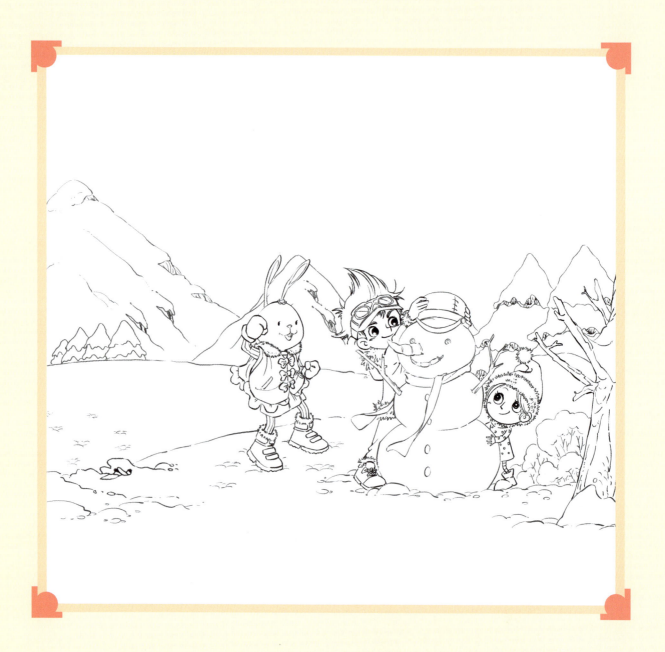

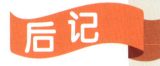

后记

　　2016 年仲秋赴澳大利亚访问，无意中接触到了《Maya & Friends Visit The Acupuncturist》(《玛雅和朋友们拜访针灸师》)《The Yellow Monkey Emperor's Classic of Chinese Medicine》(《黄帝的中医经典》)这些充满了童趣的儿童中医英文读本，两书的作者和插画师，即注册中医针灸师 Samara White（萨玛拉·怀特），Troy White（特洛伊·怀特）和中医师 Damo Mitchell（达莫·米切尔），Spencer Hill（斯潘塞·希尔），都是地地道道的美国人和英国人，当我看到它们的时候，首先是惊讶，如此有趣的儿童中医漫画绘本竟然出自一个外国人之手，紧接着便陷入了久久的沉思……

　　中医学为中华民族的繁衍昌盛及大众健康做出了巨大的贡献，并作为中国传统文化的一种特殊符号，逐渐走出国门，获得了世界人民的青睐，体现了科学原创性的重要，我们则应从更加广泛的角度予以珍视和传承，包括对儿童的科普，要采用鲜活生动的表达形式，轻松幽默、生动有趣、短小灵活的漫画就是非常好的选择，在内容上要处理好"走近科学"是"近"而不是"进"！要知识性和趣味性兼顾。

　　而浏览百度、当当、北京中关村图书大厦，儿童中医漫画科普读物寥寥无几，漫画在哪里？小动物在哪里？小故事在哪里？我们的孩子了解中医的有多少？我们有如此有趣的儿童中医读本吗？作为长期从事中医高等教育和中医文化研究的工作者，一种使命感油然而生，遂力邀李成文教授一道开始了儿童中医趣味漫画插图本《爱提问的当当》系列丛书的创作。本丛书用拟人化的手法，从孩子们平素的生活趣事切入，比如郊外踏青、露营、野餐、做各种游戏、亲临诊所、参观药园和医药博物馆，以精美的画面、小品化的形式去触及一个个科学知识点，告诉孩子们一些中医的道理，将中医知识融入童趣的故事之中。让孩子们身临其境，亲身体验中医药的魅力，了解中医药文化，开阔眼界，培养动手能力和科学探究的意识。整个读本有节奏，有韵律，有层次……文学性、可读性、趣味性、知识性完美结合。

承蒙中国健康传媒集团中国医药科技出版社、中国中医药研究促进会和白茶非物质文化传承人杨丰先生的厚爱，在其大力支持下，一套6册共30个故事的《爱提问的当当》系列丛书得以问世，我们终于有了自己图文并茂、生动有趣的儿童中医科普漫画插图读本，在此，感谢所有支持帮助过我们的亲人和朋友们！

谨此，献给我们可爱的孩子们！

王琳

2018 年 12 月 10 日

作者简介

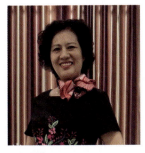

王琳

河南中医药大学教授，中国中医药研究促进会中医药文化专业委员会副会长，长期从事中医学的教学、临床、科研及中医文化的研究。全国中医药文化宣传教育基地、高校中医药与经济社会发展研究中心项目《北宋中医药文化资源挖掘与研究》《社会背景对仲景文化的影响》项目主持人。高校海外文化交流项目《中医史话》项目主持人。中小学科普读本《中医文化进校园》学术指导顾问。

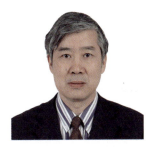

李成文

河南中医药大学教授，博士生导师，中医各家学说教研室主任，河南省中医医史文献重点学科带头人。兼任中国中医药研究促进会学术流派分会副会长、中医药文化专业委员会副会长，中华中医药学会名医学术分会名誉副主委、医史文献分会常委，河南省中医医史文献分会副主委。主要从事中医教育、神经内科疾病研究及中医药文化与科普工作40年。主编全国教材3部，学术著作60部，中医文化科普著作5部，发表学术论文120余篇，荣获省部级奖励5项，主持自然科学及人文项目10余项。

图书在版编目（CIP）数据

一起来学习 / 王琳，李成文著 . — 北京：中国医药科技出版社，2019.5
（爱提问的当当）
ISBN 978-7-5214-0887-4

Ⅰ . ①一… Ⅱ . ①王… ②李… Ⅲ . ①中医学—少儿读物 Ⅳ . ① R2-49

中国版本图书馆 CIP 数据核字（2019）第 039895 号

插 画 师 曹永杰 冯娅
美术编辑 陈君杞
版式设计 也 在

出版 **中国健康传媒集团** | 中国医药科技出版社
地址 北京市海淀区文慧园北路甲 22 号
邮编 100082
电话 发行：010—62227427 邮购：010—62236938
网址 www.cmstp.com
规格 889×1194mm $\frac{1}{16}$
印张 4
字数 32 千字
版次 2019 年 5 月第 1 版
印次 2019 年 5 月第 1 次印刷
印刷 三河市万龙印装有限公司
经销 全国各地新华书店
书号 ISBN 978-7-5214-0887-4
定价 29.00 元

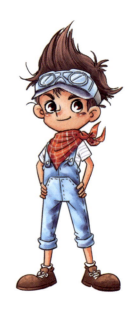